AF582118

QUELQUES RÉFLEXIONS

SUR

LE GLAUCOME

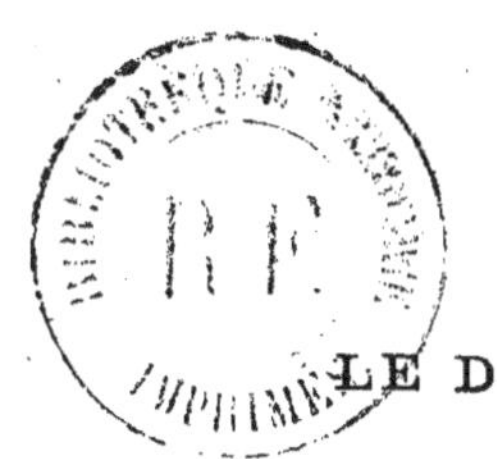

PAR

LE Dr J.-M. PROUFF

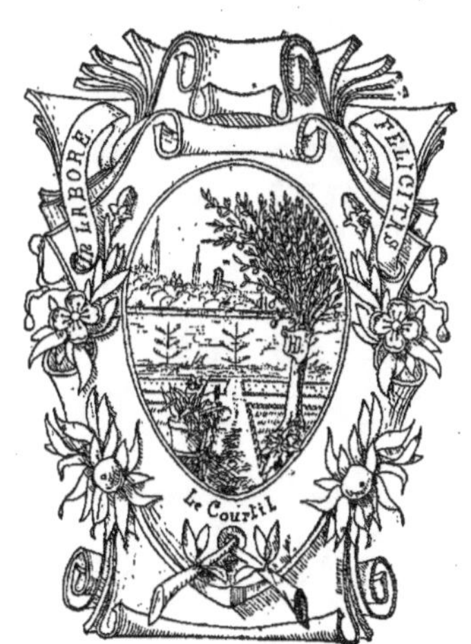

LIMOGES

IMPRIMERIE-LIBRAIRIE Ve H. DUCOURTIEUX

7, RUE DES ARÈNES, 7

1888

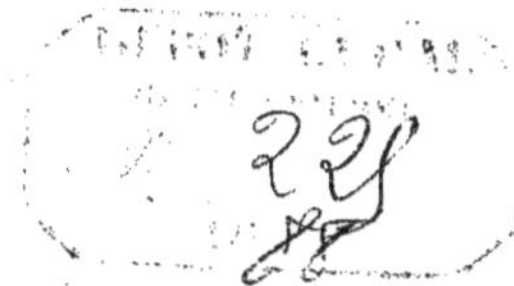

QUELQUES RÉFLEXIONS

SUR LE GLAUCOME

QUELQUES RÉFLEXIONS

SUR

LE GLAUCOME

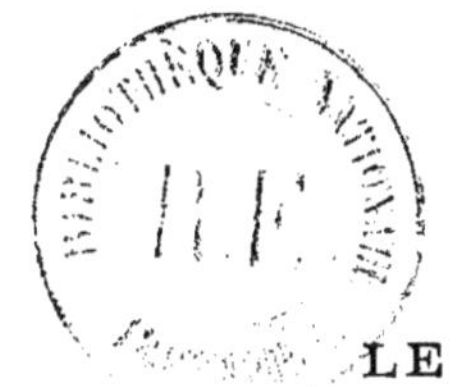

PAR

LE Dr J.-M. PROUFF

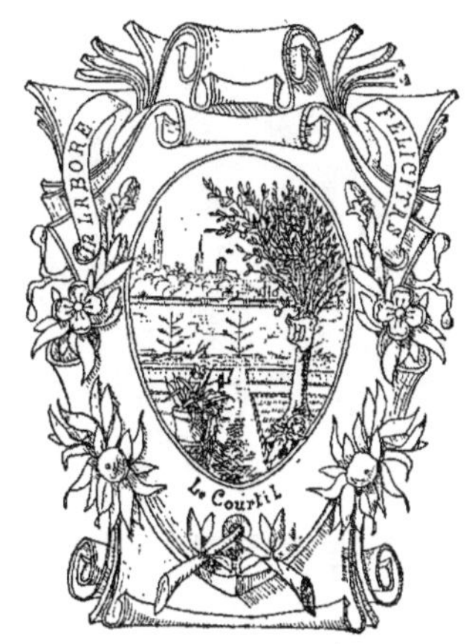

LIMOGES
IMPRIMERIE-LIBRAIRIE Ve H. DUCOURTIEUX
7, RUE DES ARÈNES, 7

1888

QUELQUES RÉFLEXIONS

SUR LE GLAUCOME

Nous pouvons affirmer que les affections glaucomateuses sont actuellement curables dans l'immense majorité des cas.

D'où vient donc que nous voyons encore, dans nos cliniques, une foule d'yeux dont la vision est gravement, sinon tout à fait compromise par suite de ces maladies?

C'est que les affections glaucomateuses sont le plus souvent méconnues à leur début, c'est-à-dire à cette période où nos moyens thérapeutiques conservent toute leur efficacité.

Et cependant le glaucome me semble d'un diagnostic si facile, que l'observateur auquel on l'a une fois bien montré, ne devra guère le méconnaître à l'avenir.

Laissant de côté le glaucome chronique simple, dont le diagnostic précis restera toujours le privilège des personnes très exercées au maniement de l'ophthalmoscope, il nous reste le glaucome aigu et le glaucome inflammatoire chronique, qui se révèlent au simple palper du globe oculaire.

Dans ces cas, en effet, le globe oculaire devient dur, ou même si dur que parfois il donne, pour ainsi dire, sous le doigt, la sensation d'une bille d'ivoire. Et rien n'est plus simple que de se rendre compte de la dureté relative d'un œil.

Car chacun de nous peut faire sur lui-même l'expérience suivante : les paupières étant légèrement closes et le regard humblement dirigé en bas, appliquez d'abord l'index de la main gauche doucement sur la paupière supérieure, de façon à sentir à peine le globe de l'œil; puis approchez au contact de cet index gauche l'index de la main droite, également appliqué sur la paupière supérieure; si dans cette position vous imprimez à vos deux doigts des mouvements alternatifs de pression légère, le globe de l'œil vous donnera la sensation nette de fluctuation.

Vous acquerrez ainsi la notion de la tension normale du globe oculaire.

A mesure que la tension du globe s'élèverait, la sensation de fluctuation deviendrait de plus en plus en plus obtuse et difficile à percevoir, au point même de n'être plus saisissable.

Or la tension du globe oculaire à elle seule est cause constituante de tous les signes du glaucome.

En effet, quelle que puisse être la cause pathogénique du glaucome, celui-ci est essentiellement constitué par l'augmentation de liquides dans la chambre de l'humeur vitrée.

Les effets mécaniques immédiats qui en résultent sont :

1° La propulsion de l'iris et du cristallin en avant;

2° La diminution de la chambre antérieure, qui se vide et s'efface en mesure de la pression subie d'arrière en avant;

3° Les veines sous-conjonctivales et les veines ciliaires antérieures deviennent gorgées de sang et tortueuses, par phénomène de stase et de reflux;

4° La cornée aussi devient terne par distension de ses fibres, et dissociation de la couche épithéliale et enfin par la rétention de la lymphe dans les corpuscules cornéens;

5° Le cristallin, comprimé entre le corps vitré et l'humeur aqueuse, perd sa limpidité et prend un aspect glauque, qui donne à la pupille une teinte caractéristique, laquelle induit parfois en erreur, faisant penser à un commencement de cataracte;

6° Pressée entre le corps vitré d'une part, la choroïde et la sclérotique d'autre part, la rétine perd de plus en plus sa sensibilité, par le fait de conditions de nutrition anormales;

7° La systole ne peut, en effet, pousser le sang que par saccades plus ou moins intermittentes dans les artères rétiniennes; et la tumescence des veines s'ensuit, avec œdème et même hémorrhagies.

Cet ensemble n'explique-t-il pas d'ailleurs la mort fonctionnelle du nerf et la plupart des altérations définitives constituées par les progrès successifs d'une gangrène sur cette membrane nerveuse, épanouie, qui pouvait être saine antérieurement?

A cet enchaînement mécanique des signes du glaucome se rattache la filiation de tous les symptômes subjectifs accusés par les malades. Le tout, depuis les troubles fonctionnels les plus passagers et les plus légers, jusqu'à l'anéantissement total de la vision, et jusqu'aux hémicranies les plus cruelles, déterminant le vomissement, le tout s'expliquerait, pour ainsi dire, par l'intensité de la pression intra-oculaire, car la progression des symptômes et des signes suit une marche presque paralèlle à l'exagération de la tension intra-oculaire.

Traitement.

N'est-ce point là indiquer d'une façon manifeste que toute intervention qui diminuera la tension intra-oculaire, amènera un amendement dans le cours de la maladie.

Les mydriatiques, tels que l'atropine, doivent être absolument prohibés; mais l'utilité des myotiques en collyre est reconnue par tous depuis de nombreuses années; la solution que nous préférons est la suivante :

Sulfate d'ésérine cristallisé...... 00.03 centigrammes.
Chlorhydrate de pilocarpine.... 00.20 —
Eau distillée................. 10 grammes,

que l'on doit employer en instillations de deux à six fois par jour suivant la gravité des cas, se guidant sur ce fait : à savoir qu'un œil trop plein absorbe de moins en moins, en proportion de sa plénitude.

Les collyres au chlorhydrate de cocaïne, qui sont par excellence le remède ischémique, et sur l'œil normal diminuent d'une manière évidente la tension intra-oculaire, nous fourniront un adjuvant très efficace : Je ne suis pas fixé sur le point de savoir où commence l'abus de la cocaïne; je crois pouvoir impunément conseiller une goute toutes les deux heures du collyre :

Chlorhydrate de cocaïne........ 00.50 centigrammes.
Eau distillée.................. 10 grammes.

Mais on ne devra pas oublier que ce ne sont là que des moyens palliatifs, et qu'ils ne doivent, sous aucun prétexte, dispenser de l'intervention chirurgicale, si rapidement efficace contre les affections glaucomateuses.

Car si de Graeffe, par tant de qualités géniales a immortalisé son nom, nous devons nous rappeler qu'il a été placé au rang des plus grands bienfaiteurs de l'humanité, surtout par sa découverte de l'efficacité curative de l'iridectomie dans les glaucomes inflammatoires.

L'iridectomie correctement exécutée reste, à mon avis, le moyen le plus sûr de combattre tout glaucome accompagné de forte tension du globe.

Mais aussi combien ne devons nous pas louer la sclérotomie dans tous les glaucomes chroniques simples et même sub-inflammatoires, lesquels sont compatibles avec une sclérotomie réellement efficace toutes les fois que la profondeur suffisante de la chambre antérieure permet d'introduire un très étroit couteau Graeffe dans l'angle irido-cornéen.

C'est à notre excellent maître, M. de Wecker, que nous sommes redevables de la démonstration pratique de l'efficacité curative de la sclérotomie. Et je dois dire que la sclérotomie, si délicate à exécuter fidèlement, trouve, de plus en plus, extension dans nos indications opératoires.

Ayant fait, sous la surveillance de mon maître, le premier travail qui ait paru sur la sclérotomie, je suis heureux d'avoir, par expérience personnelle, vérifié et essayé d'augmenter et propager l'efficacité de cette opération.

Les ponctions du corps vitré (Lefort, Parinaud, Masselon, Prouff, etc.,) doivent être réservées pour les cas où il serait impossible de faire immédiatement une iridectomie par suite de l'effacement de la chambre antérieure; elles ont pour résultat d'augmenter la chambre antérieure dans des proportions suffisantes pour permettre une iridectomie plus correcte dès le surlendemain. Ces ponctions seules n'ont, très habituellement, qu'un effet transitoire.

Limoges, 22 juillet 1888.

Limoges, imp. Vᵉ H. Ducourtieux, rue des Arènes, 7.

www.ingramcontent.com/pod-product-compliance
Lightning Source LLC
LaVergne TN
LVHW050519160826
845677LV00003B/1229

9782329618692